DOCUMENS

SUR LA

MÉTHODE OSTÉOTROPIQUE,

NOUVEAU SYSTÈME DE RÉDUCTION

POUR LA CURE DES LUXATIONS DES APPAREILS ORBICULAIRES;

Par C.-P. COLOMBOT,

CHEVALIER DE LA LÉGION D'HONNEUR ET DE SAINT-WLADIMIR,

Docteur, Médecin des Prisons de Chaumont, Membre du Jury médical du département de la Haute-Marne; Correspondant de l'Académie royale de Médecine et de plusieurs Sociétés savantes; Auteur du Mémoire sur les Fièvres intermittentes, Paris 1809; et du Manuel d'Hygiène et de Médecine des Prisons, Chaumont 1824.

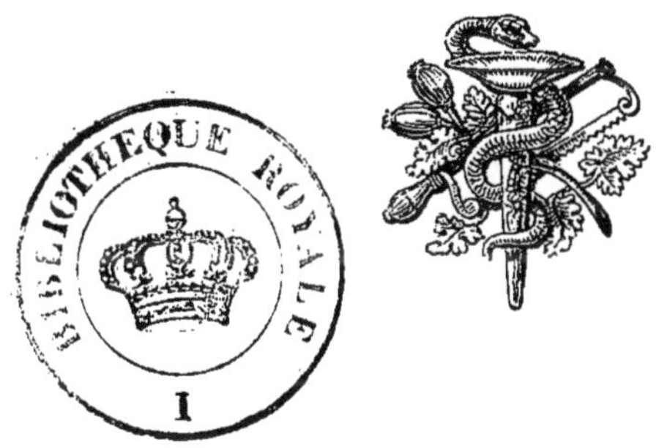

A PARIS.

CHEZ J.-B. BAILLIÈRE, LIBRAIRE DE L'ACADÉMIE ROYALE DE MÉDECINE,
Rue de l'École de Médecine, n. 17.

A CHAUMONT.

CHEZ DARDENNE, LIBRAIRE.

1840.

IMPRIMERIE ET LITHOGR. DE MAULDE ET RENOU,
Rue Bailleul, 9 et 11.

DOCUMENS

SUR

LA MÉTHODE OSTÉOTROPIQUE,

NOUVEAU SYSTÈME DE RÉDUCTION

POUR LA CURE DES LUXATIONS DES APPAREILS ORBICULAIRES.

L'ostéotropie a pour objet la cure des luxations des jointures orbiculaires. Ce moyen de réduction est supérieur à tous les autres par une exécution simple et facile ; il a sur eux l'avantage de substituer à la violence un moyen de douceur : son utilité, reconnue par plusieurs médecins, est constatée par un grand nombre d'expériences. Cette méthode peut être considérée comme système et comme opération chirurgicale ; son histoire appartient à la pathologie externe.

Au lieu de la force des extensions à l'aide des mécaniques, des lacs et des mains, d'après les anciens procédés que l'on emploie encore de nos jours, pour réduire les luxations, j'ai eu recours à des moyens moins pénibles pour les malades et plus certains dans leurs résultats. Le professeur Delpech conseillait d'étudier les difformités osseuses dans les moyens articulaires proprement dits, dans les muscles, dans leurs diverses fonctions et dans leur ensemble, pour parvenir à y remédier plus facilement.

M'étant aperçu, il y a plus de trente-sept ans, que les tractions exercées sur les membres et l'impulsion donnée à la tête de l'os pour réduire les luxations étaient souvent insuffisantes, j'imaginai un moyen tout opposé, et qui consiste dans la rotation du membre, précédée du relâchement de ses muscles. Dans ce but, secondé par la position du corps, je fais placer les moteurs dans un état moyen entre l'extension et la flexion, de manière que ces organes soient dans le plus grand relâchement possible, et, après une légère extension du membre, je lui fais exécuter, comme par surprise, un mouvement de rotation circulaire, au moyen duquel l'extrémité osseuse retourne dans l'articulation.

Il importait de faire connaître, par la voie de la publicité, ce nouveau moyen gymnastique, qui a été avantageux toutes les fois qu'on la mis en usage. Je sais bien que je m'expose à soulever contre moi de l'opposition, en soutenant des principes contraires à ceux qui sont généralement admis; mais je m'en rapporte à la bonne foi des médecins qui répèteront mes expériences, sans être dominés par l'esprit de routine.

La méthode ostéotropique est applicable aux luxations des membres thoraciques et des membres pelviens. Dans les luxations de la cuisse, elle prend le nom de *mérotropie*. Les faits authentiques que je rapporte à l'appui de cette manière d'opérer, parleront plus haut que tous les argumens de la controverse.

Dans le mois de mai 1830, j'ai fait hommage à l'Académie des Sciences d'un premier mémoire sur la mérotropie dans les luxations coxo-fémorales. En 1833, j'ai adressé à ce corps savant un autre mémoire plus étendu sous le titre : *De la méthode ostéotropique pour réparer les grandes dislocations.* Les barons Boyer, et Dupuytren, rapporteur, ayant été nommés commissaires, sont décédés l'un et l'autre avant d'avoir fait leur rapport.

Et depuis, sollicité par plusieurs de mes confrères,

j'ai envoyé à l'Académie de médecine une notice par extrait de mes manuscrits sur la méthode ostéotropique. M. A. Bérard, seul commissaire en nom, fit un rapport à cette Académie dans la séance du 2 avril 1839, et cet académicien a dogmatisé sur mon travail consciencieux, dont il a rendu un compte incomplet; mais il a donné des conclusions favorables.

C'est au médecin qu'il appartient de fixer son choix sur les moyens de changer l'état insolite des articulations qui présente le plus haut degré de toutes les difformités par le changement de position des parties dont les fonctions se trouvent lésées. Des succès récens dans le département de la Haute-Marne ont encore confirmé l'utilité de la méthode ostéotropique en cette occasion.

On sait que les luxations les plus fréquentes sont l'effet de la torsion brusque des membres, dans les chutes et les autres accidens. Cependant, il est quelquefois arrivé des luxations par la seule contraction des muscles, chez des sujets atteints de convulsions ou d'épilepsie. On peut inférer de ce fait qu'il est nécessaire d'obtenir le relâchement de ces mêmes muscles pour préparer la réduction.

Guidé par mes convictions, j'ai dû applaudir à l'impulsion que le docteur J.-G. Malgaigne, peut-être d'accord avec M. Dupuytren qui en avait parlé dans ses leçons orales, a cherché à donner, en 1830, par un mémoire sur la luxation scapulo-humérale qui a été publié dans le tome 3e du *Journal des Progrès*. Cet auteur y présente ses observations comme des vérités propres à perfectionner l'histoire prétendue parfaite des luxations dont on s'est occupé depuis long-temps, sans s'écarter des vieilles habitudes; et, comme on lui a reproché de n'avoir pas fourni assez de preuves à l'appui de ses dires, nous tâcherons de combler cette lacune.

Les vues judicieuses de M. Malgaigne ont des points de contact avec le sujet qui nous occupe ; aussi nous paraît-il convenable de donner ici quelques extraits de ses réflexions qui déjà ont frappé l'attention des savans. Selon lui, la principale indication qui se présente avant de réduire une luxation, n'est pas, comme on l'a pensé généralement, d'étendre les muscles pour combattre les efforts de contraction ou de rétraction des uns et la tension des autres, mais bien de placer les membres dans la position la plus favorable au relâchement complet de tous ces muscles, afin que la tête articulaire puisse être facilement abaissée et dirigée vers la cavité glénoïde.

Dans la luxation humérale, M. Malgaigne indique pour moyen de réduction *l'élévation forcée du bras*, ainsi que l'ont employé, d'après le conseil de Mothe, de Lyon, des chirurgiens en Allemagne et d'autres en Angleterre, tels que White et Bronfield. Ce procédé, sous ce rapport, se rapproche des préceptes anciens encore suivis de la plupart des chirurgiens de notre temps.

Il existe des combinaisons de l'action musculaire qui ne peuvent être prévues, dit M. Maingault, et l'on peut, dans le cadavre, reproduire à volonté la luxation de l'humérus en bas. Ainsi, il est évident qu'il faut amener les muscles à leur état d'inertie pour rendre la réduction plus facile. Ce n'est pas en étendant ces muscles par la force des tractions que l'on parvient à les relâcher et à rétablir la conformité de l'articulation.

Ce qui se pratique au premier temps de l'opération, nous conduit à examiner ce qu'il importe de faire pour achever la réduction suivant la méthode ostéotropique. M. Bonnet, chirurgien en chef de l'hospice de Lyon, s'est livré à des études attentives sur les cadavres de personnes mortes à la suite de luxations traumatiques. Il est résulté de ses expériences, que les luxations fémorales se produisent par la rotation du membre qui dirige la tête de l'os vers le côté le plus faible de l'articulation par où elle s'échappe. Aussi, M. Bonnet en a déduit la conséquence qu'il faut opérer un autre mouvement de rotation dans le sens inverse, et du côté opposé à la luxation, pour obtenir une prompte et facile réduction. Ce chirurgien qui n'a pas renouvelé ses essais sur le vivant, a adressé une notice à l'Académie de Médecine sur le mouvement de rotation, qu'il a reconnu plus favorable pour réduire les luxations orbiculaires que tous les autres procédés.

Que penser de l'esprit dans lequel a été rédigé le rapport du célèbre Larrey, en qualité de commissaire, et de ses conclusions insérées au 17e Bulletin de l'Académie, à la date du 15 juin 1838? où le rapporteur allègue « que ce procédé n'est pas applicable dans tous les cas, qu'*il existe des préceptes généraux* connus des praticiens, sauf au génie du chirurgien à imaginer les modifications qu'il faut leur faire subir pour atteindre le but désiré. »

Ne voit-on pas que M. Larrey renvoie aux préceptes généraux pour mettre de côté le procédé que proposait M. Bonnet? Et, s'il est vrai que ce procédé réussisse mieux que les autres, quand ceux-ci ont fait défaut, était-ce un motif de l'accueillir si peu favorablement? Avant d'expliquer comment il faut exécuter la méthode qui nous est propre, examinons les autres moyens de réduction pour en apprécier la différence.

Depuis la plus haute antiquité, on a cherché à perfectionner les moyens de réduire les luxations, et l'on s'est principalement attaché à vaincre la résistance des muscles par la force des extensions. Des médecins célèbres se sont occupés de ce soin; il suffit de citer les noms d'Hippocrate, de Galien, d'Oribaze, de Celse, d'Ambroise Parré, de Petit, de Dupouis, de Dessault, de

Louis, de Boyer, de Dupuytren, de Sédillot, etc., etc., pour faire comprendre tout l'intérêt qui se rattache à ce sujet important. Jetons un coup d'œil rapide sur les principaux moyens de réduction qu'ils ont employés, pour savoir en quoi ils diffèrent du procédé de notre invention, et voyons s'il ne restait pas encore quelque chose à faire pour ajouter à leurs louables efforts.

Hippocrate, dont les conseils ne sont pas toujours bien suivis, voulait que l'on employât d'abord ce qu'il a appelé *les moyens simples*, et qui consistaient dans l'usage des mains, des cordes et des courroies. Dans la luxation du fémur, pendant qu'un aide tenait le malade suspendu sous les aisselles, un autre aide étendait la cuisse, et le chirurgien dirigeait la tête de l'os en la poussant vers son articulation, « *ex modicâ extensione quantùm manibus « directio fieri potest, et ex levi commotione;* » comme il est dit dans le Traité des articulations.

Il se servait également des extensions pour la luxation du bras, et lorsqu'elles étaient insuffisantes, il avait recours aux *moyens composés*, lesquels devaient agir avec plus de force. Alors, il employait les machines qui sont connues sous les noms d'*échelle*, de *pilon*, d'*ambie* et de *banc*, dont on trouve la description dans les traités de chirurgie.

Galien défendait de faire rouler la tête de l'os vers son articulation, dans la crainte illusoire de la contondre ou de la fracturer. D'après cet auteur, il ne faut que mettre le membre luxé dans un état moyen entre la flexion et l'extension, pour que l'os se replace par des tractions graduées. On peut consulter ce qu'il dit à l'occasion de ce qui se pratique en médecine : voir ses Commentaires, numéros 52, 53 et 54 du livre second, et le 21e commentaire du livre troisième.

Paul d'Égine, au contraire, ne voulait pas que l'on fît

des extensions : il conseillait de diriger brusquement la cuisse en la fléchissant sur le ventre, pour la replacer.

Oribaze fit ajouter au premier échelon de l'échelle d'Hippocrate un morceau de bois en forme d'un coin, matelassé dans son épaisseur, pour appuyer contre le corps ; à l'autre extrémité de cette échelle, il ajusta un treuil duquel partait un lien pour être attaché au membre luxé. Cet appareil compliqué devait servir pour toutes les luxations, au moyen de légers changemens que le chirurgien ou ses aides apportaient dans son application.

D'autres auteurs, tels que Celse et Ambroise Parré, apportèrent diverses modifications, afin d'augmenter la force des machines d'Hippocrate. Mais Petit a employé des poulies et des leviers plus compliqués et d'un usage si puissant, qu'il suffit d'en parler pour en faire regarder l'emploi comme dangereux. Ces appareils de torture n'ont servi qu'à effrayer les malades.

Dupouis et Fabre, imités ensuite par Hévin, Lafarge et autres, s'étant aperçus que les obstacles à la réduction dépendaient de la résistance des muscles, voulurent qu'on renonçât à l'usage de ces machines. — D'après Dupouis, le seul poids du corps du malade couché en supination, suffit pour faire la contre-extension. Lorsque l'on veut augmenter cette force de résistance, il conseille de placer un lacs sur l'aine du côté opposé à la cuisse malade. Pour opérer l'extension, le chirurgien se servait exclusivement de ses mains, dont l'une était fixée sur le coude-pied et l'autre sur le talon, en même temps qu'un aide comprimait le genou pour empêcher que la cuisse ne fléchît : dès que les muscles étaient suffisamment allongés par une traction progressive, la tête de l'os devait se replacer d'elle-même. Cette opinion motivée a été consignée dans le 4ᵉ volume des *Mémoires de l'ancienne Académie de chirurgie.*

Le célèbre Desault et les chirurgiens les plus distingués de son école, pour procéder à la contre-extension du corps, se servaient de plusieurs serviettes et d'un drap plié en plusieurs doubles qu'ils faisaient tenir par des aides; le tronc devait également être fixé, comme M. Boyer l'a prescrit, au moyen de deux lacs dont l'un appliqué à l'aine de la cuisse saine, et l'autre autour du bassin du côté malade; ces lacs croisés devaient être attachés au bois du lit ou à des anneaux scellés dans la muraille; d'autres lacs avec des serviettes roulées, placés sur les malléoles du membre luxé, étaient confiés à un nombre d'aides proportionné à la résistance des muscles, et dès que ceux-ci étaient suffisamment étendus, le chirurgien poussait de la main la tête de l'os pour la faire entrer dans la cavité cotyloïdienne. Pour que cette opération fût couronnée de succès, il faudrait que cette tête suivit le même trajet qu'elle a parcouru en se déplaçant, ce qui n'arrive pas toujours.

Le docteur Sédillot, dans les luxations de l'humérus, se sert de deux anneaux scellés dans le mur, afin de soutenir les efforts contre-extensifs à l'aide de pièces et de liens de différentes largeurs qui sont ajustés au corps; un large lien embrasse l'extrémité inférieure du bras sur lequel l'avant-bras est fléchi; des anneaux latéraux supportent les extrémités de ce lien qui sont portées en avant et en arrière de l'épaule, et dont le plein est fixé au crochet d'un moufle maintenu de l'autre côté par une corde pliée à angle droit, sur une poulie devant tirer le peson d'une romaine à cadran d'un poids de cinq cents kilogrammes, pour faire connaître le degré précis de l'extension, dont la romaine sert à régulariser et apprécier l'énergie. (Extrait du Mémoire que l'auteur a envoyé en

1834 à l'Académie des Sciences, où il a été couronné.)

A. Cooper recommande principalement l'usage des poulies dont le degré d'énergie ne pouvant être déterminé
avec précision, doit varier à raison de la force musculaire de chaque individu.

Telle est la courte analyse des principaux moyens de
réduction que les hommes de la science ont imaginé
successivement pour améliorer cette branche de la médecine opératoire. Mais, en rendant hommage à leurs travaux, on est frappé d'étonnement par la divergence des
théories. Un tel conflit ne décèle-t-il pas déjà l'imper-
fection des moyens?

Il est reconnu de tous les praticiens que les extensions faibles ou modérées sont souvent insuffisantes à
la réduction, et qu'elles deviennent cruelles et parfois
dangereuses lorsqu'on les porte à un haut degré de
force.

Nous ne nous attacherons pas à réfuter d'une manière
sérieuse l'opinion des auteurs qui ont prétendu qu'il suf-
fisait d'allonger les muscles et de vaincre leur résistance
pour réduire toute espèce de luxation.

Les bornes que l'on s'est prescrites ne permettent pas
d'examiner séparément les défauts de ces divers moyens
de réduction. Il suffira seulement de signaler le vice qui
leur est commun; c'est l'impulsion de la tête de l'os
dans un plan différent de celui de son articulation. Hé!
qu'est-il besoin d'avoir recours à la violence, quand on
peut y substituer avec avantage un moyen qui ne de-
mande que de la dextérité? C'est ce que je crois démontré par la méthode que j'appelle ostéotropique.

Trois circonstances concourent à l'exécution de l'ostéotropie des membres : la position du malade, celle du
chirurgien, et le mouvement qu'il faut communiquer pour

rétablir l'articulation. Cette méthode, à quelques diffé-
rences près, est fondée sur le même principe, tant pour
les luxations du bras que pour celles de la cuisse.

1° Procédé pour les luxations scapulo-humérales.

Il consiste à faire asseoir le malade sur le côté d'une
chaise, sur laquelle le haut de l'aisselle saine est appuyé au point de l'articulation. On prescrit à celui-ci
d'accrocher sa main au dos de cette chaise, pour y fixer
le corps, afin qu'il résiste aux efforts de la réduction.

Pour opérer, le chirurgien se place debout et de côté,
au devant du malade, quand la luxation est antérieure,
et derrière lui, quand elle est postérieure à la cavité glé-
noïdale. D'une main il saisit le poignet, et de l'autre le
coude du bras luxé pour faire fléchir l'avant-bras sur le
bras. De suite, par une traction lente et graduée, il
étend le membre dans une direction opposée à son déplacement, pour rendre la tête de l'os un peu mobile,
et aussitôt qu'il y est parvenu, il fait exécuter lestement
au membre un mouvement de fronde, en le portant cir-
culairement en dedans ou en dehors par son extrémité la
plus éloignée du corps, et la luxation disparaît sans la
moindre difficulté.

Il faut observer que l'extension faite sur l'articulation
huméro-cubitale, ne s'opère pas comme on pourrait le
supposer, pour vaincre la résistance des muscles par la
force des tractions ; mais, pour harmoniser leur action
et afin de mieux dégager la tête de l'os du lieu de son
déplacement : cette observatien est la même pour le
système de la mérotropie dont il va être parlé.

2° Procédé pour les luxations coxo-fémorales.

Le malade, debout, a le corps placé sur son extrémité
pelvienne non luxée ; sa poitrine, que l'on a fait fléchir,

repose ensuite sur un lit garni à la hauteur du bassin ou sur une table de cette même hauteur, recouverte d'un matelas; puis, avec les deux mains, il s'accroche au côté opposé du lit ou de la table, afin de rendre son corps immobile pendant l'opération.

Le chirurgien se placera derrière le malade, au dedans du membre luxé, si le déplacement est antérieur, et en dehors, s'il est postérieur à la cavité cotyloïde. D'abord, il appliquera l'une de ses mains à la face dorsale du pied pour fléchir la jambe sur la cuisse difforme; l'autre main lui servira pour exercer de haut en bas une pression modérée sur la région poplitée ou postérieure du genou, afin d'allonger insensiblement les muscles dont il faut rétablir l'harmonie; ensuite, il dirigera un peu le membre de droite à gauche ou d'arrière en avant, pour dégager la tête fémorale du lieu de son déplacement, et lui donner un peu de mobilité.

Cela fait, le chirurgien communiquera avec promptitude à toute la cuisse un mouvement orbiculaire ou de rotation circulaire de dedans en dehors, ou de dehors en dedans, selon qu'il lui sera plus facile, et l'os se replacera avec bruit dans son articulation. Par cette manœuvre facile, la tête du fémur se trouve immédiatement en rapport avec la cavité cotyloïdienne qui devient le centre du mouvement de circumduction.

Pour pratiquer les procédés ostéotropiques, rarement il faut des aides, et jamais d'appareil à extension : le chirurgien n'a besoin que d'une force légère pour ébranler la tête de l'os luxé; il n'est pas besoin qu'il connaisse le lieu précis où le ligament capsulaire s'est déchiré, il lui suffit de faire exécuter au membre le mouvement de rotation circulaire et quelquefois un demi-mouvement.

Il est nécessaire que les individus, tels que les vieillards, les femmes et les enfans, qui n'auront pas assez de force ou d'énergie pour se tenir eux-mêmes pendant que l'on procédera à la réduction, soient maintenus par des aides ou des lacs : indépendamment de cette précaution, il faudra, dans les luxations de la cuisse, que le corps soit placé sur le devant de la poitrine et du bas-ventre, de manière que les jambes soient pendantes, au lieu de fixer l'une d'elles sur le sol.

La méthode ostéotropique, favorable à la cure de toutes les luxations des jointures orbiculaires, est différente des autres moyens de réduction. On a lieu de s'étonner qu'un procédé si facile dans son application, qui jamais ne fut suivie d'aucun accident, ait été si long-temps méconnu ; car il ne fallait que remarquer l'insuffisance des autres moyens pour chercher à y porter remède. Je laisse aux médecins le soin de décider jusqu'à quel point mes efforts, à cet égard, ont été couronnés de succès, et si ma méthode mérite d'être accueillie.

Je ne me bornerai pas à exposer cette théorie, sans l'étayer d'un grand nombre de preuves expérimentales qui militent en sa faveur. Parmi les faits que nous allons citer, il en est qui me sont propres ; d'autres m'ont été transmis, soit par le chirurgien Robert d'Andelot, soit par le docteur Curt, de Manois, soit par le docteur Lefebvre, de Joinville (département de la Haute-Marne), auxquels j'avais indiqué ma méthode.

Luxations scapulo-humérales

PREMIER FAIT. — Le nommé R....., garçon boulanger à Chaumont, âgé de 25 ans, d'une bonne constitution, tomba le 10 janvier 1833, sur son bras droit. Je lui reconnus une dépression derrière l'articulation scapulaire, au devant de laquelle l'extrémité de l'humérus faisait une proéminence ; l'extrémité inférieure de cet os était oblique à l'axe de la poitrine, et l'avant-bras un peu fléchi; lorsqu'on ramenait le coude en devant, le malade en éprouvait de la douleur, le bras engourdi était plus court que l'autre, et tous les muscles de ce membre semblaient être congénères pour maintenir cette déformation.

A ces divers symptômes, j'annonçai qu'il existait une luxation du bras droit en devant, et aussitôt je m'occupai d'en faire la réduction. Le malade étant assis et l'aisselle saine appuyée sur la partie supérieure de la chaise, sa main gauche fut fixée à la partie inférieure du dos de cette chaise. Etant debout, je me plaçai au devant et un peu à côté du malade; d'une main je saisis le coude, et de l'autre main le poignet pour faire fléchir l'avant-bras luxé et relâcher ainsi les muscles, dont l'antagonisme fut sollicité par une extension légère que je fis sur le coude en pressant de haut en bas, dans un sens opposé à l'articulation. Aussitôt que la tête humérale fut rendue mobile, je communiquai à tout le bras un mouvement prompt de circumduction, par un arc entier, et son extrémité humérale retourna avec bruit dans la cavité glénoïde. Cette rotation artificielle du membre, agit à la manière d'un volant qui fait mouvoir une mécanique.

Après un délai de dix-huit jours, ce jeune homme se livrait déjà à quelques travaux, et bientôt il fut guéri.

Pour éviter des redites, on ne donnera qu'un extrait des deux observations suivantes qui ont beaucoup d'analogie avec celle qui précède :

Deuxième fait. — La fille A...., détenue dans la prison correctionnelle de Chaumont, âgée de 23 ans, bien constituée, fut atteinte, le 10 juillet 1832, d'une luxation au bras droit, de la même espèce que la précédente, après une chute sur ce bras. Onze jours après son accident, je procédai à la réduction comme il a été dit au premier fait, et, sans le secours d'aucun aide, j'obtins la cessation subite de la difformité.

Troisième fait. — Cette observation a été consignée par M. Lemaître, docteur en médecine, dans le second volume du Journal de Médecine et de Chirurgie pratiques (cahier de décembre 1831), où il est rapporté, « qu'un conducteur de diligence fut atteint d'une luxation en devant du bras droit; que M. Lemaître avait tenté à plusieurs reprises, et sans succès, de grands efforts de traction, en suivant les anciens procédés; mais qu'il réussit à réduire la luxation par un mouvement de rotation du bras qui fut dirigé d'arrière en haut et en devant. Cette opération a été faite en présence de plusieurs témoins et à la grande surprise du malade. »

Il est inutile de rapporter ici un assez grand nombre d'observations de luxations du bras, qui ont été opérées selon ma méthode; passons à l'examen des luxations de la cuisse qui présentent le type des difficultés pour la réduction : c'est aussi ce qui établit la prééminence de mon système d'opération.

2⁰ Luxations coxo-fémorales.

Quatrième fait. — A la fin de mars 1803 , M. D....., propriétaire cultivateur à Magny-Vernois, âgé de 47 ans, fait une chute et se luxe la cuisse droite en bas et en dedans. La luxation est reconnue à ces signes : tumeur dure et arrondie au dessous du pubis, dépression à la fesse, abduction constante du membre, pointe du pied tourné en dehors et talon en dedans, cuisse de longueur au moins égale à l'autre.

Un médecin fait en vain les tentatives de réduction d'après la méthode des extentions et contre-extentions ordinaires; tentatives inutilement répétées deux jours après l'accident, quoique les forces employées eussent été plus considérables. *Ce fut alors que j'essayai pour la première fois mon procédé de réduction.*

Le malade dans la situation décrite au n° 2e, je me plaçai entre la cuisse saine et la cuisse luxée, derrière lui, et je fis une extension de haut en bas, aidé par le poids de mon corps, sur le membre que j'avais fait fléchir. Dès que celui-ci devint un peu mobile, je lui fis exécuter un mouvement circulaire ou en fronde de dedans en dehors. Un léger bruit fit connaître que la tête du fémur était rentrée dans sa cavité avec toute la promptitude que l'on pouvait désirer. Afin d'éviter que quelque portion de la capsule articulaire ne restât engagée dans l'articulation, je fis exécuter à la cuisse un second mouvement de rotation. On jugera de ma surprise quand je vis la luxation se renouveler ; mais, un mouvement semblable la fit disparaître sans que le malade en eût éprouvé aucune douleur : ainsi il existe une connexité entre la cause de la luxation et le moyen de la réduire. Le malade marchait très bien un mois après cette réduction à laquelle on ne s'était pas attendu.

Cinquième fait. —Par l'effet d'un éboulement de terre arrivé le 10 août 1807, le nommé M....., manœuvre, âgé de 42 ans, d'une bonne constitution, eut la cuisse gauche luxée en arrière et en bas. Je trouve pour symptômes : saillie de la tête fémorale derrière l'articulation, dépression en avant, adduction complète de la cuisse, pointe du pied plus basse que le talon qui est tourné en dehors, allongement du membre. Le malade fut couché sur le bas ventre : placé moi-même en dehors et à gauche de ce membre, je fixai ma main droite sur le pied pour faire plier la jambe sur la cuisse; à l'aide de mon autre main, j'exerçai graduellement quelques pressions sur la région poplitée. Aussitôt que la tête du fémur devint mobile, je fis exécuter à la cuisse un mouvement de rotation de dehors en dedans, et cette tête osseuse se replaça comme par enchantement dans son articulation.

Sixième fait. — En 1814, un cosaque tomba avec son cheval, et eut la cuisse gauche luxée en devant et en haut; le membre était plus court que l'autre, et il offrait d'ailleurs les autres signes de luxation qui sont relatés au 4me fait ci-dessus, si ce n'est que la tumeur formée par la tête fémorale était sur l'os pubis et que le membre était moins long que l'autre. Le malade étant dans l'attitude indiquée pour la réduction, je me plaçai derrière lui, et je fis avec l'une de mes mains sur le creux du jarret de légères extensions, suivies du mouvement de circumduction de dedans en dehors : la difformité disparut avec une promptitude étonnante.

Septième fait. — La femme L....., à l'âge de 52 ans, d'une bonne constitution, tombe, le 10 février 1831, de la hauteur d'environ six mètres quatre-vingts centimètres, sur un terrain inégal et sablonneux. Il en résulte une luxation de la cuisse gauche en arrière et en haut. Jambe plus courte, cuisse dans l'adduction, pointe du pied abaissée et tournée en dedans. La malade fut placée sur une table. Je me mis en arrière et en dedans de la cuisse luxée, préférant cette position en dedans quoique la luxation fût en dehors, afin d'exécuter plus facilement le mouvement de circumduction. A l'aide de ma main gauche, je fis fléchir la jambe sur la cuisse malade; avec mon autre main, dont le pouce appuyait sur le condyle interne du fémur et les autres doigts sur le condyle externe, j'exerçai une pression lente sur le jarret; mes forces étant aidées du poids de mon corps, pour étendre les muscles qui entourent le bassin et la cuisse.

Dès que je parvins à obtenir quelque mobilité de la tête du fémur, je communiquai brusquement à la cuisse un mouvement de rotation orbiculaire qui mit de suite cette tête en rapport avec son articulation ; aussitôt un craquement prononcé s'étant fait entendre, la conformation fut rétablie.

Les premiers jours de mars, la malade pouvait déjà se promener dans la chambre ; et le 6 du même mois, vingt-trois jours après l'opération, elle put sortir de son domicile et y revenir sans claudication.

Le fait suivant est le seul, dans ma carrière médicale, qui n'a pas été suivi d'un succès constant en opérant selon mon procédé, à cause d'une complication morbide.

HUITIÈME FAIT. — Le 11 juin 1834, assisté de mon confrère le docteur Curt, nous visitâmes à la campagne madame G....., sexagénaire débile et très nerveuse, qui, après un effort de torsion du bassin sur la cuisse, tomba dans sa chambre et se luxa la cuisse gauche en avant et en haut. Le raccourcissement du membre et son abduction, la dépression derrière l'articulation, l'engourdissement du membre, etc., ne me laissèrent aucun doute sur la nature de la luxation que le médecin de cette dame avait reconnue, sans que celle-ci consentît à la réduction. Et déjà, pendant plusieurs mois avant la chute, elle avait éprouvé de vives douleurs de sciatique fixées au même membre.

L'ostéotropie fut pratiquée de la manière suivante : au moyen de la position du corps, les puissances motrices ayant été constituées à un état atonique, je fis une légère extension sur l'extrémité inférieure du membre crural après l'avoir fléchi, pour dégager son extrémité osseuse par un mouvement de rotation en grand, et la tête de l'os rentra dans sa cavité cotyloïdienne. Nous entendîmes une espèce de déchirement des ligamens qui nous fit soupçonner que l'articulation était depuis long-temps dans un état de phlegmasie chronique. Ensuite, nous fîmes exécuter au membre plusieurs demi-mouvemens orbiculaires, dont la malade ressentit plus de douleur que des efforts de la réduction.

Depuis cette époque, j'ai appris de mon confrère que la luxation s'était fréquement renouvelée, et que chaque fois il en avait opéré la réduction avec facilité en observant le même procédé. Mais la malade s'est refusée de suivre le traitement médical propre à cette phlegmasie rhumatisante qui était la cause principale des récidives de luxation.

Il me semble qu'avec plus de docilité de la part de cette dame, on aurait pu compléter sa guérison, en ajoutant à des médications convenables l'emploi d'un appareil à extension permanente, pour empêcher les déplacemens de l'articulation de se reproduire si souvent. Ce fait m'a paru assez intéressant pour être rapporté.

L'observation ci-après a été rédigée par M. le docteur Robert, médecin à Chaumont.

Neuvième fait. — « Le nommé C......, manœuvre à Jonchery, homme vigoureux et bien constitué, marchant avec des sabots sur un terrain inégal, fit une chute en avant, le pied droit passé dessus le pied gauche ; il ne put se relever qu'à l'aide de deux personnes qui le transportèrent dans son domicile. Je fus appelé le 19 novembre 1838, trois jours après l'accident, je trouvai le malade dans l'état suivant : sa marche est impossible, le membre pelvien droit est plus long d'un pouce que le gauche, la fesse est creuse ; on remarque au dessus de l'aine droite une tumeur dure ; la jambe est fléchie ainsi que la cuisse qui est écartée de celle du côté opposé ; si on essaie de la rapprocher, on le peut, et le malade en éprouve de vives douleurs ; le pied et le genou sont tournés en dehors, le talon en dedans ; le malade étant debout, le genou droit est fléchi et la plante du pied tout entière pose sur le sol.

« Je diagnostiquai une luxation du fémur en bas et en dedans. Assisté du docteur Chatelain, je procédai à la réduction par les moyens connus, à l'aide de lacs et d'efforts d'extension et de contre-extension, pratiqués par huit, puis douze, enfin quatorze hommes forts et robustes. Après cinq tentatives inutiles, le malade fut remis dans son lit en attendant de nouveaux essais beaucoup redoutés par lui !

« M'étant rappelé que le docteur Colombot avait imaginé un procédé particulier et à peine douloureux pour la réduction des luxations des grandes articulations, je le priai de nous assister et de nous faire connaître sa méthode qui déjà, dans plusieurs circonstances, avaient réussi quand les moyens ordinaires avaient échoué ; méthode à laquelle il donne le nom de Mérotropie ou d'Ostéotropie de la cuisse. Il s'y prêta avec la plus grande obligeance, et nous nous rendîmes à Jonchery le lendemain. Après une saignée de quatre cent cinquante grammes, nécessitée par un mouvement fébrile intense et par des douleurs très vives de l'articulation malade, ce praticien procéda à la réduction comme il suit :

« Le malade fut couché sur la poitrine, en travers d'une table garnie d'un matelas et de la hauteur du bassin ; il fut appuyé sur la jambe gauche, le bassin écarté du bord de la table et les deux mains embrassant fortement le bord opposé.

« M. Colombot, placé au côté externe du membre pelvien droit, appuya sur le jarret avec sa main droite, en poussant graduellement en en bas, tandis qu'il relevait fortement la jambe avec la main gauche placée sur le coude-pied. Quand il fut parvenu à séparer la tête du fémur du point du bassin où elle arcboutait et qu'il l'eut rendue mobile, il fit exécuter avec vivacité un mouvement orbiculaire ou de rotation circulaire de dehors en dedans, et au même instant la luxation fut réduite ; ce qui fut annoncé par un bruit de craquement ordinaire en pareil cas. La déformation avait disparu ; le membre était égal à celui du côté opposé ; la pointe du pied pouvait se tourner en dedans, et le malade put exécuter les mouvemens de la cuisse comme avant l'accident.

« Cet homme fut pansé et reporté dans son lit : après vingt et un jours de repos, quoiqu'il éprouvât des douleurs rhumatismales fixées au genou, il a pu faire le tour de sa chambre, appuyé sur des béquilles, ainsi que nous venons d'en être témoins.

« Ce procédé nous semble devoir mériter l'attention des hommes de l'art, et c'est dans ce but que nous avons rédigé cette observation.

« A Chaumont, le 11 décembre 1839, signé Robert, Colombot et Chatelain. »

Telles sont les six occasions de luxations fémorales où j'ai mis ma méthode à l'épreuve depuis que j'en ai fait la découverte, et, dans aucun cas, elle n'a failli, si ce n'est pour l'avant dernier fait dont la cure ne s'est pas opérée complètement à cause d'un arthrocace chronique. Dans les luxations du bras, j'ai obtenu un plus grand nombre de guérisons ; et, si je n'en ai cité que trois exemples, c'est que celles-ci présentent moins de difficultés pour la réduction que celles de la cuisse.

Parlons maintenant d'autres luxations de la cuisse traitées par plusieurs confrères qui en ont rédigé les observations. Voici ce que m'écrivait M. Robert d'Andelot, le 1er mars 1830 :

« Je vous remercie de m'avoir indiqué votre procédé

pour les luxations : à présent que je l'ai expérimenté, je vais vous faire part de mes observations : »

Dixième fait. — « Le nommé G.., tuilier assez fort de constitution, en tirant de l'argile, fut enseveli par un éboulement et retiré aussitôt. Appelé, je lui reconnus une luxation du membre fémoral droit, en arrière et en haut. Je voulus tenter la réduction. A cet effet, je plaçai plusieurs lacs sur les bassins pour faire une contre-extension, et j'employai huit aides à des extensions qui furent sans résultat. Le malade en ressentit des douleurs si aiguës que je fus obligé de renoncer à tous ces efforts.

« Le lendemain et les jours suivans, assisté du docteur Curt, nous nous réunîmes chez le malade et nous employâmes encore des extensions plus fortes sans aucun succès. Ce fut alors que nous nous rappelâmes le procédé que vous nous aviez fait connaître théoriquement et duquel nous n'avions pas tenu compte. Nous nous décidâmes cependant à l'employer en désespoir de succès des autres moyens.

« Notre malade, le ventre couché sur une table et les cuisses pendantes, fut maintenu par un aide. Mon confrère se chargea de l'extrémité luxée dont il fléchit la jambe sur la cuisse ; en pressant par degrés sur le jarret il faisait le mouvement de rotation, tandis que je poussais la tête fémorale qui se précipita dans sa cavité : à l'instant un certain bruit nous avertit que l'os était replacé. Un mois après, le malade était parfaitement guéri. »

Onzième fait. — « Celui-ci ressemble au précédent : F.., âgé de 17 ans, et d'une bonne constitution, en juillet 1829, est surpris dans une sablière qui s'éboule sur lui. transporté dans son domicile à Bettincourt, je lui trouvai une luxation fémorale en arrière et en haut.

« Après avoir fait coucher le malade sur une table, je le fis tenir par des aides ; sa jambe fléchie sur la cuisse fut aussi soutenue par un aide ; je pressai d'une main sur le jarret et j'opérai le mouvement de rotation, en poussant de l'autre main la tête du fémur vers sa cavité ; et, *dans quelques secondes*, la réduction fut faite sans que le malade eût ressenti la moindre douleur.

« En vous communiquant le résultat de mes observations, ajoutait le chirurgien Robert, je vous prie d'y joindre celles qui vous sont propres pour en faire un exposé à l'Académie : ce serait un service rendu à la science, que j'espère de votre dévouement. »

Ces deux observations, ainsi que M. Bérard l'a observé judicieusement, sont de la même nature que celles qui précèdent ; si ce n'est qu'aux manœuvres déjà connues, on ajouta une pression sur l'extrémité supérieure du fémur, de manière à faire rentrer la tête dans sa cavité cotyloïde.

Il est évident que cette pression de l'os pour pousser sa tête vers l'articulation pouvait ralentir la réduction de quelques secondes, comme il est dit dans la deuxième observation de M. Robert.

Voici deux faits qui m'ont été communiqués par le docteur Curt :

Douzième fait. — « Une petite fille, âgée de 7 ans, jouant dans les rues, eut les pieds tellement embarrassés dans de la paille de navette, qu'elle tomba sans pouvoir se relever. Elle fut portée chez ses parens, où j'arrivai deux heures après son accident. La malade accusait une vive douleur dans toute la cuisse droite qui était plus courte que la gauche : le membre était à demi fléchi, le genou et la pointe du pied tournés en dedans. Il était impossible de le ramener à sa longueur et à sa rectitude ordinaires. La tête du fémur était placée sur la face externe de l'os des isles sous le muscle petit fessier. A ces signes je reconnus une luxation fémorale en haut et en dehors. »

« Une couverture pliée en plusieurs doubles fut mise sur une table, et la malade fut placée sur le ventre ayant les cuisses pendantes, qui faisaient angle droit avec le tronc. Un aide employé pour soutenir le bassin fut chargé de faire la contre-extension; un autre aide, placé à côté du membre luxé saisit avec sa main gauche l'extrémité inférieure de la jambe droite et la fléchit de manière à faire encore un angle droit de cette jambe avec la cuisse. De ma main droite, je pressai sur la partie postérieure et supérieure de cette jambe, pour faire l'extension lente et graduée de la cuisse, et ramener la tête du fémur au niveau de la cavité cotyloïde, où elle fut poussée par moi qui me trouvais derrière la malade. Les aides entendirent le bruit qu'avait fait la tête fémorale en rentrant dans sa cavité. Tous les symptômes de luxation avaient disparu.

« Les jambes furent rapprochées et liées ensemble, la malade reportée dans son lit. Bientôt on s'aperçut que les accidens de luxation avaient reparu. La malade rapportée sur la même table, sa luxation fut réduite avec autant de facilité que la première fois.

« Cette enfant fut pansée et reportée dans son lit, où elle resta sans se lever pendant dix jours. L'os du fémur maintenu par un bandage convenable, ne changea plus de position. Un mois après, cette jeune fille marchait sans claudication. »

TREIZIÈME FAIT. — « Quelque temps après, j'eus encore l'occasion d'employer le même procédé pour une fille âgée de trois ans qui avait en même temps la jambe droite fracturée et la cuisse luxée du même côté. Quoique la tête du fémur sortît plusieurs fois de sa cavité après la réduction, à cause de l'imprudence des parens qui ôtaient ses bandages, cette enfant n'en guérit pas moins bien sans boîter. »

Les deux observations du docteur Curt ont été mentionnées au procès-verbal de l'Académie des Sciences, dans la séance du 12 septembre 1832, et l'auteur s'est expliqué avec tant de clarté, qu'il ne s'est élevé aucune discussion sur la nature des luxations qu'il a traitées suivant la méthode ostéotropique. On ne conçoit pas que M. Bérard, qui n'a pas vu les malades, ait allégué, dans son rapport du 2 avril, que ces deux enfans furent atteints d'un décollement d'épyphises, parce que l'on avait employé des bandages après leur opération, comme s'il n'était pas nécessaire de se servir de bandages pour prévenir la récidive des luxations et pour maintenir la fracture de la jambe du premier de ces malades. Le docteur Curt est un ancien pratricien que je crois très digne de foi et ses observations méritent la plus grande confiance.

Je reconnais avec M. Bérard que MM. Curt et Robert ont obtenu les mêmes succès de l'emploi de mon procédé dans les cas où ils ont fait exercer de légères extensions par des aides, et ont fait une pression sur la tête de l'os luxé pour la repousser dans sa cavité ; ce qui prouve que ces médecins n'ont pas suivi ma méthode dans toute sa simplicité. Et, si le dernier n'a pas jugé à propos d'entrer dans plus de détails sur les signes de luxations par lui reconnues, ses observations n'en ont pas moins de valeur.

QUATORZIÈME ET QUINZIÈME FAITS.—Il suffit de donner l'extrait du rapport de MM. les commissaires de l'Académie de Médecine, Moreau, Breschet, et Villeneuve, rapporteur, lequel rapport a été inséré dans les Bulletins de cette société, tome 3, page 627, sur deux faits de prompte et facile réduction présentés par M. le docteur Lefebvre de Joinville. « Ce médecin, dit M. Villeneuve, annonce qu'ayant eu connaissance du procédé de M. Colombot, médecin à Chaumont, il en a fait usage avec le plus grand succès, non seulement dans des cas récens, mais encore dans des luxations qui dataient de deux mois et même d'un an.

« En terminant notre rapport, nous dirons que nous avons cru devoir nous abstenir de toute espèce de réflexions sur les trois derniers genres de faits rapportés par notre confrère, ces faits sont du domaine ordinaire de la pratique et déjà appréciés, quoique diversement, par ceux qui se livrent spécialement aux opérations chirurgicales. Ajoutons, Messieurs, la proposition d'adresser des remerciemens à M. Lefebvre de Joinville pour les communications dont nous venons de vous donner un précis, et de l'engager à nous en faire souvent de nouvelles et d'aussi intéressantes. » Les conclusions ont été adoptées.

Par sa lettre du 18 mai courant, M. Lefebvre m'écrivait : « J'ai à cœur que l'on rende justice pleine et entière à votre découverte aussi importante, et pour mon propre compte j'en suis enchanté. J'approuve vos projets de réponse au rapport de M. Bérard, et je vous prie de m'informer des suites de votre réclamation. Voici ce qui vient de m'arriver : »

SEIZIÈME FAIT. — « Une jeune fille de Sommerville, près de Chevillon, âgée de 8 à 10 ans, fait une chute dans une cave ; la cuisse droite écartée du corps est portée en arrière ; il en résulte une luxation en avant et en haut. M. Chaillier, médecin du pays, tenta la réduction, et n'y put parvenir. Il est vrai de dire que les parens s'opposèrent à ce que ce praticien fit de trop fortes tractions sur le membre. Appelé, je plaçai l'enfant sur une table couchée sur le ventre et j'attendis le relâchement des muscles. Dans cette favorable disposition, je pratiquai l'extension. M. Chaillier maintenait le tronc, et je pus ramener la tête de l'os dans sa cavité avec de légers mouvemens orbiculaires, et avec si peu d'effort que la petite fille jeta à peine quelques cris.

« Votre procédé consiste bien, ajoute M. Lefebvre, à placer le patient sur le ventre et sur la poitrine, à attendre de la souplesse dans les muscles, afin de n'avoir plus de résistance de la part de ces agens, et enfin à conduire la tête de l'os dans sa cavité, sans avoir besoin de lui faire décrire un arc de cercle complet. C'est ce que j'ai compris, je répète ce que j'ai exécuté. Si je suis dans l'erreur, je vous serai obligé de m'éclairer. »

Telles sont les preuves en masse qui établissent les avantages de mon système. Nous ne pensons pas qu'il soit nécessaire d'entrer dans de plus longs développemens. Pour étayer ce système entièrement formé de matières neuves, et contre lequel on a entassé objections sur objections, nous avons appelé à son secours les morts et les vivans, les médecins et les malades, les novateurs et les imitateurs, mais on se gardera bien de raconter tout ce qu'il a fallu de patience pour arriver à cette fin.

Avant de terminer, je vais expliquer quelques points de mon système qui ont été mal interprétés. J'espère que l'on ne me blâmera pas de chercher à compléter le rapport de M. Bérard sur une découverte dont l'utilité se fait sentir de plus en plus dans la science.

L'honorable rapporteur a fait un exposé général de ma méthode. Il a bien voulu en constater l'efficacité, basée qu'elle est sur tous les faits dont elle se trouve appuyée. Je ne doute pas qu'il ne se soit prononcé d'après ses convictions ; aussi je lui répondrai avec la même loyauté.

Cet académicien a semblé douter que je fusse l'auteur de ce système de réduction, qui diffère de tous les autres procédés connus. En effet, nulle part je n'ai rien trouvé de semblable dans les traités. Vainement a-t-il allégué qu'il existait des rapprochemens entre ma méthode et la méthode très ancienne de Paul d'Égine, qui voulait que l'on fléchît brusquement la cuisse sur le ventre pour replacer l'os dans son articulation, et rendre à celle-ci tous ses mouvemens libres : *hac illac circumducentes*. Tel est, ce me semble, le sens du passage invoqué par M. Bérard ; et s'il en était autrement, pourquoi Paul n'aurait-il pas recommandé la circumduction pour les luxations en dedans, comme pour les autres luxations de la cuisse ?

De plus, il a encore comparé ma méthode à celle d'un chirurgien militaire nommé Maisonneuve, cité par Pouteau, lequel faisait fléchir la cuisse sur le ventre, lui imprimait ensuite un mouvement de rotation, au dire de M. Bérard, et enfin un mouvement subit d'extension.

Je ne pense pas que ce soit au sérieux que l'on m'a opposé deux systèmes de réduction, l'un et l'autre évidemment impraticables. En effet, dans l'état de déplacement ou de dislocation, il est presque impossible de faire fléchir brusquement la cuisse, sans s'exposer à des accidens et quelquefois à des décollemens d'épyphises ou à la fracture du col du fémur. Dans l'hypothèse que cette flexion du membre fût possible, on ne pourrait ensuite lui faire exécuter qu'un léger mouvement de rotation sur lui-même, mouvement que des auteurs anciens avaient confondu avec la rotation en grand ; et ce mouvement en petit ne suffirait pas à replacer la tête de l'os dans sa cavité, comme on y parvient par les procédés ostéotropiques. En admettant toujours la possibilité d'exécuter ces deux premiers mouvemens combinés, l'extension subite de la cuisse selon la rectitude du corps ne pourrait servir à réparer l'articulation, car elle éloignerait cette extrémité osseuse au lieu de la rapprocher de sa cavité.

A présent, comparons notre système de réduction aux procédés ci-dessus, et nous jugerons s'il existe quelque analogie entre eux. Et d'abord, je n'emploie jamais la flexion brusque ni l'extension subite du membre luxé ; au contraire, je place le malade dans une position convenable pour obtenir le plus de relâchement possible dans les muscles, dont je sollicite l'antagonisme par une impulsion modérée que j'exerce sur le membre. Le malade est debout au premier moment, sans être placé sur le dos ; au contraire, des méthodes de Paul, de Maisonneuve et autres, la région antérieure de la poitrine étant placée sur une table ou un lit préparé ; la jambe et le pied sains reposent sur le sol et y appuient fortement, pour fixer le corps à l'aide des mains accrochées à la table qui font la contre-extention.

Les deux jambes ne sont donc pas pendantes et sans appui, si ce n'est dans les cas exceptionnels dont il a été parlé, et pour lesquels on a encore été obligé de recourir à des aides. Enfin, lorsqu'il s'agit de rétablir la conformation, je fais exécuter au membre, par son extrémité libre, un seul mouvement de rotation circulaire ou en fronde, quoiqu'un demi-cercle de rotation suffise quelquefois pour atteindre ce but.

Ainsi s'écroulent devant la juste appréciation des faits et du raisonnement les principales objections faites contre le nouveau système. Il est vrai que, de son propre aveu, M. Bérard ne m'avait pas bien compris ; c'est ce qui explique pourquoi il n'a pas réussi dans les deux cas où il dit l'avoir mis à exécution. Il est à regretter qu'il ne nous ait pas fait connaître les sujets sur lesquels il a opéré, et la manière dont il s'y est pris pour ne pas réussir comme tous ceux qui ont employé ma méthode et qui m'ont mieux compris. Mais M. Bérard s'est servi du procédé de M. Després, qui n'est qu'une modification de celui de Maisonneuve, dont le temps a fait justice.

Néanmoins, l'auteur du rapport n'a rien conclu de défavorable à mes principes, et s'il en eût fait un examen plus approfondi, il aurait reconnu que toutes les observations dont ils se trouvent appuyés sont également dignes d'attention, puisqu'elles ont eu pour résultat constant la guérison des malades.

En terminant son rapport, M. Bérard ajoute que mon
travail contient des faits intéressans, et pour la plupart bien observés ; qu'il en reçoive donc ma gratitude.
Je le remercie également de ses conclusions adoptées par
l'Académie de Médecine, qui a ordonné que ma notice
serait déposées dans les archives, et qu'un extrait serait
publié dans les Bulletins de cette société.

Il est donc démontré par théorie et par les faits :

1° Que l'ostéotropie est le meilleur moyen de réduire
les luxations des jointures orbiculaires ; que sa prééminence sur les autres procédés est constatée par de nombreuses expériences sur le vivant et sur le cadavre ; que
seulement, dans quelques cas exceptionnels, l'application
de cette méthode peut être modifiée, soit par la position
du corps, soit par l'emploi des aides ;

2° Qu'il n'est pas besoin, comme dans les autres procédés, que l'on connaisse le lieu précis du déchirement
de la capsule articulaire, pour faire rentrer l'extrémité
osseuse dans sa cavité ; que pour l'y rétablir, il ne faut,
dans aucun cas, exercer une pression sur la tête de l'os,
puisque cette tête reçoit son impulsion du mouvement de
rotation circulaire, et qu'un demi-mouvement de rotation
suffit quelquefois pour obtenir la réduction ;

3° Que ce système d'opération a été couronné de succès dans les quinze faits dont il est rendu compte ; que
dans cinq cas particuliers, également consignés, *dans
lesquels les autres moyens de réduction avaient échoué,*
il a complètement réussi.

Qu'ainsi ce nouveau moyen donne la solution d'un grand
problème au sujet des luxations, et notamment celles de

la cuisse, dont la réduction est la plus difficile à opérer.

L'auteur de ce mémoire s'en rapporte à la haute intelligence de ses confrères pour apprécier un procédé dont l'emploi, toujours suivi de succès, n'a jamais donné lieu au moindre inconvénient. C'est dans l'espoir d'appeler le concours d'un grand nombre d'expérimentateurs qui voudront bien s'associer à ses recherches, qu'il n'a pas craint de mettre au jour ces documens.

FIN.

Paris. — Imprimerie et Lithographie de Maulde et Renou, rue Bailleul, 9-11.

9 782019 666439